Docteur H. MALESPINE

Prolapsus du Rectum

OPÉRATION DE THIERSCH

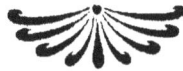

TOULOUSE

Ch. DIRION, LIBRAIRE-ÉDITEUR

22, rue de Metz et rue des Marchands ,33

1913

PROLAPSUS DU RECTUM

Opération de Thiersch

Docteur H. MALESPINE

Prolapsus

du Rectum

OPÉRATION DE THIERSCH

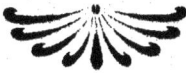

TOULOUSE

Ch. DIRION, LIBRAIRE-ÉDITEUR

22, rue de Metz et rue des Marchands ,33

1913

INTRODUCTION

Une observation due à l'obligeance de Monsieur le Professeur Dambrin et que nous relaterons dans le cours de ce travail, a été le point de départ de notre thèse ; il s'agit d'une guérison tout à fait heureuse d'un prolapsus du rectum traité par la méthode de Thiersch.

Nous n'avons voulu dans notre travail que traiter cette technique exposée par Thiersch, en 1891, au Congrès des médecins et naturalistes Allemands, à Halle.

Nous avons spécialement insisté sur la pathogénie du prolapsus du rectum pour bien mettre en évidence à quel traitement on doit s'adresser pour supprimer un prolapsus, soit à la rectopexie, à la colopexie, ou à la simple ligature de l'anus.

Nous ne généralisons donc pas le procédé de Thiersch : dans tout prolapsus le chirurgien doit être éclectique : chaque cas donné a ses indications spéciales de traitement.

Il n'y a pas encore bien longtemps, les théories pathogéniques étaient bien nombreuses, essayant d'imputer à tel ou tel mécanisme la production des prolapsus.

Monsieur le Professeur Jeannel a démontré le rôle capital et indiscutable de la rectite dans la génèse des prolapsus du rectum ; ses observations cliniques en sont une preuve tout à fait sans réplique.

Aussi nous sommes nous étendus à bon escient sur l'influence de la rectite et nous avons démontré qu'on doit toujours la traiter à fond avant d'intervenir, c'est du même coup préparer des guérisons avec ou sans opération et prévenir souvent des échecs opératoires.

Nous avons divisé notre travail en cinq chapitres :

1° Dans le premier nous faisons un bref historique.

2° Dans le second nous nous sommes spécialement attardés sur l'étiologie et la pathogénie du prolapsus.

3° Dans un troisième, nous traitons le procédé de Thiersch tel que l'exposa son auteur en 1891 : nous avons complété ce chapitre en décrivant certaines modifications apportées aux divers temps de l'opération par M. le Professeur Dambrin.

4° Dans un quatrième, nous critiquons la méthode de Thiersch.

5° Dans un cinquième enfin, nous avons tiré des conclusions.

CHAPITRE PREMIER

Historique

Le prolapsus du rectum est depuis longtemps un sujet de méditation pour les chirurgiens. C'est une infirmité extrêmement gênante pour le patient et particulièrement difficile à traiter pour le médecin. La thérapeutique du prolapsus du rectum, n'a vraiment fait un grand progrès que depuis quelques années, depuis que le professeur Jeannel a créé la colopexie et a démontré que la cause primordiale du prolapsus du rectum était le plus souvent la rectite.

Avant l'ère chirurgicale on croyait déjà avoir tout essayé, et en effet, le nombre des « petits moyens » proposés fut considérable : ligature, écrasement, cautérisation, rien ne réussissait vraiment.

En 1883, Howship, Mickuliz etc..., réglementaient aussi aseptiquement que possible la résection du prolapsus rectal.

En 1887, Duret créa la **rectopérinéorraphie** postérieure. La même année Lange pratiqua avec succès le plissement transversal du rectum.

Mais qu'étaient ces procédés de médecine opératoire qui ne s'étayaient sur aucune conception pathogénique !

Ce fut en 1889 que Jeannel pratiqua le premier la colopexie qui porte à juste titre le nom d'opération de Jeannel. Verneuil défendit ce procédé à l'Académie de Médecine et à la Société de Chirurgie.

Un peu plus tard, Gérard Marchant créa la rectopexie et Schwartz la rectopérinéorraphie antérieure.

En 1891, Thiersch proposa pour la première fois son procédé qui consiste à circonscrire l'orifice anal avec un fil d'argent perdu que l'on serre sur le doigt pour rétrécir l'anus. C'est ce procédé, sa technique et ses indications qui feront le sujet de cette thèse, mais avant de l'étudier en lui-même et pour mieux voir ses indications, il nous faut continuer l'étude succinte du prolapsus du rectum, car le secret de la réussite dans le traitement de cette difficile affection, résulte de la connaissance de la variété de prolapsus auquel on a affaire. Ici comme ailleurs, le meilleur moyen de supprimer l'effet c'est encore de supprimer la cause.

CHAPITRE II

Etiologie et Pathogénie

Le prolapsus du rectum est une affection de tous les pays sans prédispositions spéciales pour n'importe quelle race. Les deux sexes sont également atteints, le facteur hérédité n'est ici pas très marqué; c'est une affection qui survient à n'importe quel âge, mais qui paraît plus fréquente de 0 à 2 ans, de 20 à 30 et de 60 à 70 ans. Lenormant n'a jamais trouvé de prolapsus du rectum chez l'enfant, qui mérite l'intervention. On rencontre souvent cette affection chez les aliénés, probablement parce que ceux-ci ont des habitudes d'hygiène déplorables, favorisant la rectite. (Picqué, Schwartz, Chamayou et Jeannel).

Le mécanisme du prolapsus du rectum est une question particulièrement passionnante qui a déjà fait couler beaucoup d'encre et qui paraît enfin solutionnée, mais avant de voir les différentes théories pathogéniques de cette affection, examinons quelles sont les formes sous lesquelles elle se présente, étudions les moyens de fixité du rectum, moyens de fixité dont la faiblesse a déterminé l'issue plus ou moins prononcée de cet organe à l'extérieur.

On peut observer plusieurs degrés de prolapsus du rectum.

Premier degré. — Le rectum seul peut s'être effondré ou invaginé à travers l'anus.

Deuxième degré. — L'anse pelvienne ou S iliaque peut avoir suivi le rectum et s'être invaginée à la suite dans l'anus.

Troisième degré. — Le colon descendant et même le gros intestin tout entier peut avoir suivi l'S iliaque, mais ceci n'est plus, à proprement parler, le prolapsus du rectum, c'est l'invagination de tout le colon.

Cette classification clinique qui est celle de Jeannel est infiniment supérieure à toute autre classification plus ou moins anatomique. Ce sont surtout les deux premiers degrés qui sont les plus intéressants, et qui constituent ce qu'on appelle vulgairement le prolapsus du rectum.

Nous venons de voir les différentes variétés du prolapsus rectal ; nous sommes en droit de nous demander comment cet organe a pu prolaber ainsi à l'extérieur, et cette question nous amène tout naturellement à étudier les moyens de fixité du rectum. Interprétant les opinions de Jonnesco, de Quenu et Hartmann et de Waldeyer Lenormant conclut : « On peut dire que, comme les autres organes pelviens, utérus et vessie, le rectum est fixé surtout par sa partie inférieure, périnéale, le canal anal, grâce aux nombreuses fibres de sa musculeuse, qui

vont à ce niveau s'insérer sur toutes les parties cons-
titutives du périnée, grâce surtout à ses connexions
avec le releveur et ses aponévroses : plus haut, il
est encore maintenu par ses pédicules vasculaires
latéraux avec leurs gaines fibreuses (artère hémorroïdale moyenne) et par les aponévroses sacro-recto-
génitales. Ce sont ces dernières seules qui le ratta-
chent au sacrum et Delbet a insisté sur leur direction
verticale : en dehors d'elles, on ne peut guère parler
de moyens de suspension du rectum, sauf en ce qui
concerne son pédicule vasculaire supérieur (artère
hémorroïdale supérieure), et ceci, au point de vue
fixation est bien peu de chose. Remarquons, dit toujours Lenormant, en particulier, que la face postérieure de l'ampoule n'est en aucune façon reliée au
squelette et que toutes les attaches rectales viennent
prendre point d'appui sur les faces latérales du rectum » (Thèse de Lenormant, p. 27).

A cela, Jeannel répond en chirurgien et non plus
en anatomiste : « J'ai toujours vu que, à partir du
Douglas, en avant et sur les côtés, la portion terminale du gros intestin, correspondant au rectum des
anatomistes, flottait dans la cavité pelvienne libre,
enveloppée de péritoine dans les trois quarts au
moins de sa circonférence antérieure et latérale, atta-
chée à la concavité sacrée par un replis péritonéo-
fibreux, épais et bas, mais permettant déjà la pédi-
culisation immédiatement au-dessus du plancher pelvien : devenant progressivement plus mince et plus

large ou plus haut au fur et à mesure qu'il s'élève
vers le promontoire et se continuant, sans ligne de
démarcation aucune, avec la racine primitive du
méso-côlon pelvien. Ce méso ou si l'on veut, cette
ébauche de méso qui peut être nommé méso-rectum,
permet à l'intestin qu'il porte, des mouvements de
latéralité assez étendus, des mouvements de haut en
bas et de bas en haut, limtiés à deux ou trois centimètres d'excursion ; il ne s'oppose en aucune façon
à la distension par réplétion de cet intestin. Enfin,
ce méso attache l'intestin à la paroi sacrée dont il
lui fait épouser la courbure dans toute sa hauteur,
et c'est là un point de grande importance. » (1).

En tous cas, le ventre ouvert sur le vivant, Jeannel
met au défi qui que ce soit de montrer et de dire où
finit le méso-rectum et où commence le méso-côlon
pelvien. De telle sorte qu'il suffit d'y regarder pour
se convaincre que rectum et anse pelvienne sont suspendus, dit-il, à la paroi sacrée, dans toute sa hauteur, au promontoire et même à la colonne lombaire,
par l'ensemble du repli péritonéo-fibreux qui commence à dessiner un méso au-dessus du plancher
pelvien et devient progressivement le méso-rectum
et le méso-côlon pelvien.

En résumé, il y a d'après Jeannel, pour soutenir
en bas le rectum et fermer la cavité pelvienne, le

(1) JEANNEL., *Province Médicale*, 8 juin, 1907.

plancher pelvien ; pour suspendre la portion terminale du gros intestin, un repli péritonéo-fibreux qui
commence à la limite supérieure du plancher et se
continue avec la racine primitive du côlon pelvien.
Dans l'épaisseur du plancher pelvien, il y a une portion intestinale incluse, c'est la portion périnéale qui
comprend le rectum des anatomistes, et la première
portion de l'anse pelvienne, l'un et l'autre attachés
et suspendus à la paroi pelvienne postérieure, aux
cavités sacrées et promontoire, et même à la première lombaire, par la racine primitive du méso-côlon
pelvien, prolongé et continué dans le méso-rectum
jusqu'au plancher pelvien.

A ces considérations d'anatomie chirurgicale,
Jeannel a ajouté des expériences qu'il fit faire en
1896 à son élève le Docteur Raynal, dans le labora-
toire de Charpy. Elles ont démontré que :

1° La destruction du sphincter par la dilatation
où la section ne suffit pas à permettre le prolapsus ;

2° La section du releveur exécutée, le ventre ouvert, par la cavité pelvienne est, elle aussi, insuffi-
sante à permettre la descente du rectum ;

3° La section du méso-côlon pelvien n'a pas davantage l'influence cherchée ;

4° La section du méso-rectum seule, c'est-à-dire
des aponévroses pelviennes, sacro-recto-génitales,
reste encore inefficace ;

5° La section du méso-côlon étant faite, si, sur le

même sujet on détache les aponévroses sacro-recto-
génitales, c'est-à-dire le méso-rectum, on peut obtenir
le prolapsus, même alors que le sphincter et le releveur sont respectés, ou plus exactement, n'ont pas été
incisés ou sectionnés (En vérité, faut-il donc dire que
sur un cadavre, la tonicité musculaire n'existant plus,
tous les muscles sont nécessairement à l'état de para-
lysie, et que, par conséquent, même alors qu'ils ont
été respectés par le scalpel, le sphincter et les releveurs n'existent plus fonctionnellement sur le mort).
« On voit alors sur le cadavre, dont le ventre est ouvert pour l'opération, lorsque le méso-côlon et le
méso-rectum étant détachés, on tire l'intestin au
moyen de pinces introduites par l'anus, on voit, dit-il,
le rectum descendre et en même temps le méso-côlon
se déplier, s'étendre en suivant l'S iliaque (l'anse pelvienne) qui se déroule ».

Ces conclusions expérimentales demeurent, malgré
les expériences fort intéressantes de Lenormant qui
amenèrent cet auteur à des conclusions opposées,
bien qu'elles ne fussent cependant nullement contra-
dictoires.

Nous venons de voir avec Jeannel que, d'après l'a-
natomie et l'expérimentation, le véritable moyen de
fixité du rectum, c'était le méso-rectum et le méso-
côlon pelvien. Ce même auteur nous donne pour éclai-
rer complètement notre religion, sur ce sujet, des
preuves cliniques irréfutables :

Lorsque, dit-il, « le sphincter a été circulairement

détaché, et que les releveurs ont été complètement sectionnés en arrière de chaque côté et en avant du rectum, on peut, en tirant sur l'anus, obtenir un abaissement de 12 à 14 centimètres, sans guère plus. Mais je
remarque qu'en sectionnant le releveur, on sectionne
l'aponévrose supérieure du périnée et, par conséquent aussi, on relâche, si on ne coupe pas ou si on
ne déchire pas, le fascia recti qui en est l'expansion
(Charpy) ; que, dès lors, on détruit le lien qui attache
et courbe le rectum contre la voûte sacro-coccygienne.
Je constate d'abord que l'abaissement du rectum résulte du redressement de ses courbures physiologi-
ques. Je m'aperçois ensuite que la traction qu'il est
nécessaire d'exercer sur le fil qui lie l'anus pour obtenir cet abaissement, alonge le rectum en mettant en
jeu l'élasticité de sa paroi, bien plutôt qu'il ne le fait
descendre ; la preuve, c'est que cet abaissement s'accompagne du rétrécissement du conduit. Et de tout
cela je conclus que l'abaissement réel est beaucoup
moindre. Admettons qu'il soit de 6 à 8 centimètres,
ce sera généreux.

Que l'on ouvre maintenant le péritoine et que l'on
complète la section du péritoine et du fascia recti des
deux côtés de l'intestin jusqu'à la troisième sacrée ;
assurément on obtient un nouvel abaissement, 3, 4 ou
5 centimètres, et peut-être plus si l'on tire fortement.
Mais si l'on borne là les dissections, on obtient au
total une descente de 12 à 15 centimètres d'intestin,

pas davantage; encore faut-il tirer fortement sur l'intestin pour forcer l'abaissement, mettant ainsi en jeu l'élasticité de la paroi, et l'élasticité des attaches supérieures. Tant et si bien que l'on sait avec quelles difficultés on parvient, par la suture, à maintenir le bout spérieur abaissé, et combien souvent on le voit se rétracter, s'affaler au fond de la plaie, sous l'influence de la rétraction du méso-colon pelvien, forcément distendu par les manœuvres d'abaissement. Mais j'ai constaté aussi, dit toujours Jeannel, et mon collègue E. Cestan ne me contredira pas, car il a bien fait la même observation, j'ai constaté, dis-je, que si l'on va plus haut, si avec le doigt ou les ciseaux, on détache les adhérences au niveau et au-dessus du promontoire, c'est-à-dire si on décolle la racine primitive du méso-côlon pelvien, on parvient à obtenir un abaissement pour ainsi dire illimité, si bien que toute l'anse pelvienne peut être attirée sans efforts à la suite du rectum. Quoi d'étonnant du reste? N'es-ce pas pour remédier à l'insuffisance de la voie périnéale pure qu'a été inventée la voie abdomino-périnéale? Or, qu'ajoute la voie abdominale à la voie périnéale? Une seule chose, la section plus élevée et plus complète du méso-côlon pelvien et de l'anse pelvienne elle-même, pour permettre la descente du rectum dans toute son étendue. En vérité, je n'ose insister, dit Jeannel, pour dire que la section du méso-côlon et du méso-rectum permet la descente à l'anus et hors de l'anus, de la totalité du rectum et de l'anse pelvienne qui le continue.

Et voici, plus loin, la preuve de l'inverse. « J'ai en traitement dans mon service, en ce moment ci, un homme qui a eu un volvulus (irréductible pour des raisons que je ne puis exposer ici), de son anse pelvienne. Ce volvulus a tordu et complètement absorbé le méso-côlon pelvien, attirant à soi, non seulement de haut en bas, le côlon descendant qui n'a pas de méso, mais aussi, attirant de bas en haut, le rectum qui se trouve dès lors dans le bassin, tendu rectiligne, rétréci pendu haut et court à son méso-côlon suspenseur lui-même, rétracté par torsion ; tant et si bien que sur ce rectum étiré et rétréci, j'ai eu la plus grande peine à pratiquer une iléo-rectostomie. Or, de ce fait, ne puis-je conclure : le méso-côlon suspend véritablement le rectum ; puisqu'en se tordant, en se rétractant, il l'attire si énergiquement en haut ! Tout comme le fait d'ailleurs l'opération de colopexie ».

De ces considérations anatomiques, expérimentales et cliniques, Jeannel conclut :

« 1° Le plancher périnéal, par ses muscles, soutient la portion périnéale du rectum ;

2° Le méso-rectum et le méso-côlon suspendent la portion terminale du gros intestin à la paroi supérieure du pelvis (paroi sacrée) au promontoire et aux dernières lombaires ;

3° Le méso-rectum ou portion inférieure du méso qui suspend la portion terminale du gros intestin et plus particulièrement le rectum des anatomistes, al-

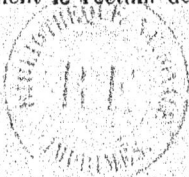

tache cet intestin à la paroi antérieure du sacrum et lui en fait épouser la courbure ;

4° Le méso-côlon, ou portion supérieure de ce méso, suspend et retient, pour en empêcher la descente, ce même intestin, encore alors que la portion inférieure du méso est relâchée et détruite.

Lorsque le méso-côlon est encore résistant et intact, il s'agit d'un prolapsus du premier degré ; lorsque le méso-côlon cède, il s'agit d'un prolapsus du deuxième degré.

Et Jeannel résume ainsi sa doctrine en la formulant en trois propositions :

1° La suppression traumatique ou paralytique du plancher pelvien (sphincter et releveurs) ne suffit pas à produire, mais permet la production du prolapsus ;

2° Le prolapsus du premier degré résulte du relâchement du méso-rectum permettant le redressement des courbures du rectum et la descente de cet intestin dans la proportion d'allongement ou plus tôt d'extension que procure l'effacement des courbures ;

3° Le prolapsus du deuxième degré résulte du relâchement du méso-rectum auquel se joint le relâchement du méso-côlon pelvien, permettant la descente véritable du rectum et à sa suite de l'anse pelvienne. Car le rectum ne peut réellement descendre si l'anse pelvienne qui le continue ne descend pas à sa suite ; et l'anse pelvienne ne peut suivre le rectum que si le méso-côlon glisse, s'allonge, et se déplisse. »

Jeannel rappelle la comparaison si intéressante de son maître Verneuil : « le rectum est dans le bassin un prisonnier enchaîné aux murs de sa prison et qui n'en peut sortir qu'à la double condition que la porte de la cellule soit ouverte et que la chaîne soit très longue ou rompue ». La porte de la cellule, ou plutôt les geôliers de cette porte, ce sont le sphincter et les releveurs de l'anus. Il faut, dit Jeannel, que les geôliers ouvrent la porte et la laissent ouverte pour que le prisonnier puisse sortir ; mais il ne suffit pas que les geôliers ouvrent la porte pour que le prisonnier sorte, il faut encore que la chaîne, que les moyens de fixité du rectum, méso-rectum et méso-côlon pelvien, s'allongent ou se rompent.

Nous croyons cette question suffisamment élucidée.

Des preuves anatomiques, expérimentales et cliniques irréfutables, nous démontrent qu'un prolapsus du rectum est impossible s'il n'y a pas eu, d'abord, suppression fonctionnelle du méso-rectum et du méso-côlon pelvien. Pour que le prisonnier sorte, il faut que la chaîne soit détruite, mais il faut aussi (et nous ne l'oublions pas), que les geôliers le laissent passer. Les geôliers, ce sont le sphincter et les releveurs de l'anus. Voyons les causes qui peuvent déterminer leur impuissance fonctionnelle.

Paralysies chirurgicales et pathologiques, en fait on les trouve dans le prolapsus du rectum, soit primitives, soit secondaires et d'ailleurs nous savons qu'un prolapsus est impossible avec l'intégrité du plancher anal.

Lorsqu'elles sont primitives, elles peuvent être la cause initiale entraînant plus tard le prolapsus lorsque le méso-rectum et le méso-côlon pelvien seront atteints. Alors ce sont les paralysies qu'il faut tout d'abord traiter en s'adressant directement au relâchement du méso-péritonéal atteint.

En somme, sans nier l'importance des lésions du plancher anal, c'est surtout aux véritables moyens de fixité du rectum, au méso-rectum et au méso-côlon, suivant la variété du prolapsus qu'il faut songer.

Mais il est temps de se demander comment ce méso peut être atteint, et qu'est-ce qui peut lui ôter son intégrité fonctionnelle. Répondons tout de suite que dans la grande majorité des cas, c'est la rectite, et c'est à M. Jeannel que nous devons cette notion si précieuse.

Laissons lui la parole : « Chez les enfants, dit-il, le facteur étiologique le plus commun et le plus indiscuté du prolapsus, c'est, personne ne le contestera, je pense, la diarrhée chronique, c'est la rectite. Ne suffit-il pas de traiter et de guérir cette rectite pour guérir du même coup chez eux, dans la grande majorité des cas le prolapsus ? Et faut-il rappeler que les prolapsus de l'enfance ressortent presque tous du traitement médical institué contre l'inflammation chronique de la muqueuse rectale. Tout dernièrement encore, j'ai eu l'occasion, dit Jeannel, d'en observer un cas très démonstratif : »

OBSERVATION a)

Un enfant de cinq ans m'est amené dans les premiers jours de novembre 1906. Il a un prolapsus rectal mesurant 4 à 5 centimètres, du volume d'une pomme d'api, difficilement réductible, mais incoercible, c'est-à-dire récidivant dès que les doigts réducteurs le lâchent. Le sphincter est bien entendu, atone. La muqueuse rectale est turgide, suintante et douloureuse. L'enfant a de la diarrhée depuis plusieurs mois, mais surtout depuis une quinzaine de jours. Je prends l'enfant dans mon service ; je le soumets à une diète convenable, je le condamne au repos au lit, je lui fais faire de fréquents lavages du rectum à l'eau boriquée chaude. Résultats : La diarrhée cesse, le prolapsus se réduit tout seul ; le sphincter redevient tonique.

Qu'ai-je donc fait pour obtenir ce résultat, sinon purement et simplement traiter et guérir la rectite ?

Mais voici une observation de M. Jeannel, plus concluante encore et qui montre que la même thérapeutique peut aussi suffire chez l'adulte :

OBSERVATION b)

Un homme d'une cinquantaine d'années, mendiant et ivrogne de son état, misérable à l'excès et n'ayant, sans doute, d'autre grenier alimentaire que

les boîtes à ordures ménagères. Il est maigre comme
un échalas ; il a une diarrhée chronique intense
avec lientérie et il me présente un prolapsus rectal du
deuxième degré de 10 centimètres de long, réductible,
mais incoercible, avec un sphincter atone et périnée
proéminent, c'est-à-dire parésie des releveurs. A prio-
ri, l'indication d'une colopexie semble formelle. Mais
l'état général est tel qu'il importe de fortifier le patient
avant de l'opérer et de traiter sa rectite et sa diarrhée
pour tâcher de lui éviter la colopexotomie. Donc, repos
au lit, alimentation bien réglée médicaments toniques
et anti-diarrhéiques, lavages fréquents du rectum prolabé et du côlon à travers celui-ci avec de l'eau boriquée chaude. Résultats : les forces reviennent, le malade engraisse ; la diarrhée diminue puis cesse complètement ; le prolapsus réductible devient d'abord coercible
ne récidivant qu'au moment des défécations ; puis il ne
récidive plus ; les selles deviennent moulées ; le prolapsus est guéri. Le malade se lève et sort de l'hôpital.

Hors de l'hôpital, malheureusement, il reprend sa
vie accoutumée. Il n'est pas plus riche que jadis ; il ne
mange pas mieux, la diarrhée récidive et bientôt avec
elle le prolapsus. Rentré à l'hôpital dans le même état
lamentable que lors du premier séjour, je récidive le
même traitement et j'obtiens la même récidive de guérison complète. Une deuxième fois mon malade sort
guéri, mais il reste aussi misérable.

Une troisième fois, après reprise de la mendicité, la
diarrhée et le prolapsus récidivent encore. Une troi-

sième fois j'obtiens par le même traitement la guérison. Mais cette fois-ci, grâce aux démarches de gens charitables, le pauvre bonhomme est admis à l'hôpital de la Grave (vieillards) ; désormais la vie lui est douce, il est bien et régulièrement nourri ; il est à l'abri de la misère et de ses vices ; il est préservé des indigestions et de l'entérite. Le prolapsus est resté définitivement guéri.

Voilà, nous semble-t-il, deux observations concluantes, qui montrent à quel point la rectite est la cause initiale du prolapsus du rectum en attaquant l'intégrité des muscles du périnée et surtout, ce qui est plus importante, en déterminant le relâchement du méso-rectum et du méso-côlon pelvien.

Mais comment, dira-t-on, la rectite peut-elle produire une action sur les mésos ? Jeannel nous explique qu'elle agit de deux façons : « D'abord, dit-il, elle s'accompagne de stase veineuse et de troubles circulatoires qui modifient profondément les qualités anatomiques du méso, dans lequel se trouvent les vaisseaux du rectum et du côlon pelvien ; en second lieu, puisqu'il y a rectite, il y a ténesme, il y a effort constant de défécation, en dehors même de la présence du bol fécal. Effort à blanc aboutissant à l'expulsion, soit du mucus, soit de la muqueuse rectale elle-même, soit d'un paquet hémorroïdaire qui s'engage dans l'anus ; aboutissant en fin de compte par son renouvellement, et les tiraillements exercés par l'intermédiaire de la muqueuse précédée ou non d'un

paquet hémorroïdaire sur le rectum lui-même et sur
son péritoine, et par l'intermédiaire du rectum sur
son côlon pelvien et sur son méso, aboutissant, à la
descente de tous ces organes, insuffisamment soute-
nus par le sphincter et le releveur dégénérés, et à la
véritable défécation d'une portion du rectum, dont la
longueur croîtra au fur et à mesure que les efforts
augmentés par la rectite, augmenteront ».

La rectite d'ailleurs, ne se contente pas de produire
le prolapsus. Quand celui-ci existe, elle l'entretient.
C'est un véritable cercle vicieux.

Il faut noter que la rectite n'est pas l'unique cause
primordiale du prolapsus du rectum ; il y a des prolapsus accidentels dûs à un effort violent répété, c'est
le cas des prolapsus des calculeux, des constipés, et
de certaines pluripares, mais ce sont là des cas d'exception.

Et à ce titre exceptionnel et complémentaire, les
théories de Lenormant et de Ludloff sont fort intéressantes. Pour Lenormant, la cause essentielle du prolapsus du rectum, c'est l'effort : Et d'après lui, le
prolapsus est très analogue dans son mode de production à une hernie. Comme pour la hernie, la condition nécessaire à son développement, le fait qui
domine son étiologie, c'est l'effort. Cet effort devra
être très violent s'il s'agit d'un sujet normalement
constitué ; il pourra être minime surtout s'il est répété, chez un prédisposé. Alors, interviennent toutes
les forces qui peuvent engendrer le prolapsus : c'est

d'abord la défécation, la diarrhée et la constipation
agissent chacune suivant deux modes. La première
provoquant des contractions à vide qui expulsent de
la muqueuse rectale, un peu de liquide diarrhéique,
la seconde provoquant aussi les contractions violen-
tes des muscles abdominaux pour expulser des billes
fécales dures de matière accumulée dans le rectum.
Lenormant ne nie pas cependant le rôle de la rectite,
puisqu'il dit dans sa thèse : « Toute cause d'irritation
rectale aura par le ténesme qu'elle détermine, la même action que la constipation. » Mais pour lui, la
rectite n'est pas un facteur important de la production du prolapsus. En outre, des efforts occasionnés
par la diarrhée et la constipation, Lenormant cite
encore comme cause de prolapsus, toute autre augmentation brusque et violente de la pression abdomi-
nalee, qui pourra de même chasser à travers l'anus la
dernière portion de l'intestin ; efforts de la miction,
les quintes de toux, les accouchements. Il accorde
aussi une certaine cause aux traumatismes locaux.
Enfin, la notion bien établie d'un effort et en général
d'un effort de défécation, doit expliquer le rôle de
l'âge dans l'étiologie du prolapsus du rectum.

Sans nier l'influence d'un effort sur la production
du prolapsus, on peut objecter qu'il doit y avoir une
cause qui permette au côlon de se prolaber. Les
moyens de suspension du rectum à l'état normal, en
possession de toute leur intégrité, ne permettent pas
l'issue du rectum à travers l'anus. Précédemment

nous venons de citer les expériences de Raynal. On
ne conçoit pas qu'un individu ayant ses mésos et son
plancher pelvien absolument intacts, puisse par un
effort quelconque faire prolaber son rectum. Il faut
qu'il y ait atteinte des attaches du côlon, atteinte du
sphincter. L'influence de la rectite est indéniable. Son
rôle est de supprimer la tonicité de cette chaîne qui
retient cette partie de l'intestin. Par le retentissement
de ses lésions, elle met ses attaches dans un état de
laxité telle, que le prolapsus pourra se produire, la
partie qui doit prolaber attendra que le relâchement
du sphincter (encore œuvre de la rectite) lui permette
de sortir. Et c'est alors ici que nous accordons toute
l'influence que l'on peut donner à l'effort. L'individu
qui aura son plancher pelvien, son sphincter, ses
mésos et son rectum dans un tel état, fera prolaber
celui-ci sous le moindre effort, commençant à produire un prolapsus muqueux, puis faisant apparaître
le prolapsus complet.

Donc, l'effort ne peut avoir d'influence que s'il y
a des lésions du sphincter et des moyens de fixité du
rectum, de quelque origine que provienne cette laxité
et ce relâchement. Les observations de clinique ont
montré que presque toujours cette origine, c'était la
rectite.

Ludloff, lui aussi, a le tort de généraliser et de
donner comme mécanisme constant du prolapsus du
rectum, un mode de formation qui paraît plutôt rare.
Pour Ludloff, la hernie péritonéale du cul-de-sac de

Douglas serait l'origine du prolapsus rectal. Dans ce cul-de-sac, se trouvent les anses intestinales ; sous l'influence de poussées fréquentes, peut-être à la faveur d'une malformation congénitale de ce cul-de-sac, la paroi antérieure du rectum est refoulée, invaginée dans l'ampoule ; et ce pli d'invagination commencerait toujours au niveau du sphincter de Nélaton. La paroi antérieure serait suivie dans son invagination progressive, par la paroi latérale, puis par la paroi postérieure, et par toutes les tuniques de la portion sus-ampulaire du rectum. En somme, dans le prolapsus du rectum, ce serait toute l'ampoule qui descendrait et se retournerait sur elle-même.

Ceci est assurément une théorie séduisante qui a surtout été défendue en France par Gérard Marchand. Remarquons que les hernies rectales de force sont extrêmement rares. Il faut donc admettre que c'est ordinairement à des hernies rectales de faiblesse que l'on a affaire. Pour qu'elles se produisent, il faut que le plancher rectal ait été affaibli et que les moyens de suspension soient relâchés. Or nous avons vu que c'était la rectite qui était la principale cause de tous ces désordres. La hernie de Ludloff demeure une exception. Cependant, le Professeur Jeannel rapporte un cas de hernie périnéale de Ludloff qu'il a constatée chez une jeune fille de 17 ans qui entra à l'Hôtel-Dieu de Toulouse, le 3 mars 1905, présentant : un prolapsus du rectum sans rectite dans ses antécédents. A chaque effort, son périnée bombait, marque évidente de son insuffisance. Cette jeune fille a été guérie de son infirmité par une suture des releveurs. La guérison paraît bien définitive, car le 22 juin de la même année, le résultat était encore parfait.

Ceci prouve bien que ce mécanisme existe, si rare soit-il.

En résumé, et pour terminer cette étude de l'étiologie et de la pathologie du prolapsus du rectum, nous voyons :

1° Qu'il y a plusieurs degrés ou variétés de prolapsus du rectum.

2° Que les véritables moyens de fixité du rectum ce sont : le méso-rectum et le méso-côlon pelvien.

3° Que la rectite est la cause de beaucoup la plus fréquente du prolapsus, parce qu'elle agit trophiquement et mécaniquement, aussi bien sur les muscles du plancher périnéal que sur l'intégrité des mésos-pelviens suspenseurs du rectum.

4° Que la rectite n'est pas cependant l'unique cause primordiale du prolapsus du rectum, qu'il existe quelques cas très rares de hernie périnéale de Ludloff et quelques prolapsus dûs aux efforts comme l'a bien démontré Lenormant.

CHAPITRE III

Traitement

Il doit être éclectique et varier suivant les conditions du prolapsus du rectum, suivant sa cause et suivant son degré. « Dans bien des cas, dit M. Jeannel, il suffira de guérir la rectite chronique ou aigüe, génératrice d'un prolapsus, pour rendre à la fois aux muscles du périnée leur tonicité, aux liens suspenseurs du rectum leur rigidité et leur dimension, par conséquent pour guérir le prolapsus ». Toutefois, l'insuffisance sphinctérienne, ou le relâchement des moyens de fixité pelviens, peuvent être devenus définitifs, c'est alors qu'il convient d'agir chirurgicalement. Il appartiendra alors au chirurgien de saisir les indications.

Parfois, il conviendra de reconstituer ou de remplacer temporairement le plancher pelvien.

D'autres fois, et le plus souvent, ce sont les moyens de fixité pelviens qu'il faudra reconstituer ou remplacer définitivement. Alors le problème se posera de savoir quels moyens de fixité sont insuffisants et doivent être reconstitués ?

S'agit-il d'un prolapsus du premier degré, dépen-

dant du relâchement du méso-rectum, donnant au
rectum une mobilité et une capacité de prolapsus
mesurée par le redressement de ses courbures pelviennes, c'est la rectopexie qui conviendra, la colopexie sera ineffience.

S'agit-il d'un prolapsus du deuxième ou du troisième degré, dépendant d'un relâchement du méso-
côlon et du déroulement de l'anse pelvienne, ce sera
le triomphe de la colopexie, avec ou sans anus artificiel, suivant que la rectite aura ou non résisté au
traitement médical préalable.

Mais cela ne suffit pas toujours si l'intégrité du
périnée n'existe pas. Il faut un plancher pelvien solide
et un anus fermé pour empêcher la rectite de réci-
diver. Lenormant insiste pour que les deux opérations (colo ou rectopexie et périnéorraphie) se fassent
autant que possible dans la même séance. Les procédés de consolidation du plancher rectal employés
furent de tout temps nombreux. Laissant de côté les
ingestions de noix vomiques (Schwartz), de strychnine
(Duchaussoy), les injections péri-anales de strychnine
(Mac-Enroe), d'ergotine (Vidal de Cassis) destinées à
réveiller la tonicité du sphincter, nous ne nous occuperons que des procédés vraiment opératoires.

Parmi ceux-ci, un des plus originaux est celui de
Schwartz. Le voici : Après avoir réduit le prolapsus,
on fait en avant de l'anus un avivement profond, qui
va jusque sur le sphincter sur une longueur de 4 centimètres et 2 de hauteur. Puis, on adosse les surfaces

cruentées par quatre points au fil d'argent et quatre
points superficiels au crin de Florence. Schwartz
insista sur la nécessité qu'il y a de reporter l'anus
très en arrière, de façon à ce que l'orifice anal ne se
trouve plus dans l'axe de l'ampoule.

Tuffier employa le même procédé que Schwartz,
mais en faisant une périnéorraphie postérieure.

Schwartz fut satisfait de son opération et ne manqua pas de l'employer pour compléter toute résection,
toute colopexie, ou toute rectopexie.

Un autre procédé fort intéressant aussi est celui de
Delorme. Il consiste dans une incision circonféren-
cielle péri-anale, à l'union de la muqueuse et de la
peau ; dissection assez facile, mais très sanglante
d'un manchon muqueux haut de 4 ou 5 centimètres.
Ce manchon muqueux est divisé en deux valves et
fixé à la marge de l'anus par quatre points en U de
grosse soie ; puis les valves sont réséquées et dans
l'intervalle des points en U on ourle la muqueuse à la
peau par des surjets au catgut fin.

On termine l'opération en mettant un gros drain
dans l'anus.

Il nous faut dire aussi avant d'entreprendre l'étude
particulière du procédé de Thiersch, comment se fait
la myorraphie des releveurs de l'anus.

On pratique une incision transversale pré-anale, un
clivage inter-vagino-rectal et on met à nu les bords
internes des releveurs qui sont suturés l'un à l'autre
par trois points de catgut. On termine l'opération par

une suture cutanée au crin de Florence sans drainage.

Le procédé de Thiersch est infiniment simple ; il consiste à passer un fil qui circonscrit l'anus et referme cet orifice.

Cette méthode, dit Delon dans sa thèse, doit agir de deux façons : D'une part mécaniquement, en remplaçant par le fil (ordinairement de métal) le sphincter détruit ou atone et en exerçant ainsi au niveau de l'anus une action constrictive dont le but est d'empêcher l'issue du rectum, en même temps en remplaçant par un anneau relativement étroit, l'ouverture béante de l'anus que nous avons vu pouvoir admettre l'introduction du poing, le fil d'argent tire sur les insertions des releveurs qu'il tend et contribue à la consolidation du périnée. Le second mode d'action du fil est de détruire la tendance du rectum à prolaber en déterminant par une prolifération de tissus scléreux une adhérence solide entre le rectum et les parties voisines.

Voici la technique de ce procédé.

Soins préliminaires

La veille de l'intervention on purgera le malade, puis on fera une toilette soigneuse de la cavité rectale à l'aide d'irrigations chaudes, avec de l'eau boriquée.

Toute la région périnéale du malade qui doit subir l'opération de Thiersch doit être soigneusement sa-

vonnée, rasée et désinfectée, car faute de ces pré-
cautions, on peut compromettre le succès de cette
intervention et même, ainsi que nous le verrons,
amener des incidents capables de mettre en danger
la vie du malade. On nettoiera ensuite la partie rectale prolabée.

Intervention

Anesthésie. — Chez l'enfant l'anesthésie se fera au
chloroforme. Chez l'adulte l'anesthésie se fera de
préférence par la méthode de Reclus qui comprend
trois temps :

1° Anesthésie par imbibition de la muqueuse ano-
rectale au moyen de tampons imbibés de solution
anesthésique et introduits dans le canal anal.

2° Injections circonférentielles autour de l'anus.

3° Injections dans l'épaisseur du sphincter.

La solution employée par M. le Professeur Dambrin est celle de Reclus : elle n'en diffère que par le
nombre de gouttes d'adrénaline :

Formule de M. Dambrin :

Sérum artificiel : 100 grammes.

Novocaïne : 0 gr. 50 centig.

Solution d'adrénaline à 1/1000 : XX gouttes.

Pour pratiquer cette anesthésie par la méthode de
Reclus, le malade est mis dans la position de la taille,
le siège élevé et reposant sur un coussin assez dur,
de façon à ce que le périnée soit bien étalé sous les
yeux du chirurgien.

Opération. — Après avoir pratiqué l'anesthésie locale, le chirurgien attend sept à huit minutes environ, puis il reconnaît le raphé rétro-anal et à 1 centimètre et demi de l'anus en arrière, après avoir fait une petite incision verticale d'un centimètre environ, il introduit une aiguille courbe, armée d'un solide fil métallique ordinairement d'argent ou de bronze. Nous verrons plus tard dans quelques observations, les différents procédés employés pour faire ce cerclage de l'anus, et comment certains chirurgiens préfèrent commencer par la droite, d'autres par la gauche, et rattraper le fil en des points différents.

D'une manière générale, on fait décrire à l'aiguille un trajet d'une certaine étendue autour de l'anus, on la fait ressortir vers un tiers de la circonférence pour la réintroduire ensuite et faire sortir le fil à nouveau à son point d'entrée. Alors on saisit les deux chefs du fil, on tire sur eux pour les tendre et sur l'index d'un aide ganté, introduit dans l'anus, on les noue. L'opération est terminée, il n'y a plus qu'à enfouir le nœud sous la peau. Pour ce qui est du rectum prolabé, s'il reste facilement réduit, on en fera la réduction avant de commencer l'opération. Dans le cas contraire, on ne le réduira qu'avant le dernier temps, c'est-à-dire avant de serrer le fil.

La méthode de Thiersch est d'une simplicité remarquable dans son exécution. Elle fut accueillie, dit Delon, avec enthousiasme par les chirurgiens allemands tels que : Luck, Goldmann, Botter, Von Bramann. Actuellement c'est une opération universellement connue et le nombre des observations que nous allons rapporter nous indique suffisamment qu'elle a été souvent pratiquée par un grand nombre de chirurgiens.

Résultats obtenus par le procédé de Thiersch

OBSERVATION PREMIÈRE

Inédite (M. le Professeur DAMBRIN)

M. P. S..., industriel, âgé de 41 ans, tabétique.

Depuis deux mois, à la suite de constipation opiniâtre et d'efforts exagérés de défécation, a présenté un prolapsus muqueux assez développé. Il existe en même temps quelques hémorroïdes non turgescentes. Le toucher rectal montre que le sphincter anal n'existe pour ainsi dire plus pas la moindre tonicité. Le prolapsus sort et rentre avec la plus grande facilité. État nerveux très précaire. Le malade est très préoccupé par son prolapsus, il a perdu l'appétit, il est très ennuyé.

Il entre à la clinique le 4 novembre 1912. On lui fait l'opération de Thiersch, après anesthésie locale à la

novocaïne par le procédé de Reclus, le 9 novembre.
Après anesthésie de la peau de la région péri-anale, les
téguments sont badigeonnés à la teinture d'iode et on
commence l'opération.

1°. — Incision verticale de 1 centimètre de longueur
sur la ligne médiane postérieure. Immédiatement en
arrière du rebord muco-cutané ;

2°. — Une aiguille de Doyen piquée au niveau de
cette incision, est enfoncée sous la peau et va ressortir en A. On engage le fil d'argent dans le châs, puis
on applatit ce fil et on retire l'aiguille, l'aiguille est
ensuite libérée du fil ;

3°. — L'aiguille est à nouveau passée de B en A.
On charge le fil sur l'aiguille et on retire ;

4°. — L'aiguille est passée du point initial P en B
et on fait une manœuvre identique de chargement et
de passement de fil. Finalement, les deux chefs du fil
ressortent par l'incision postérieure P, quelques gouttes
de teinture d'iode sur les trois points A. B. P.

5°. — Ligature du fil, torsion sur l'index ganté de
l'aide introduit dans l'anus. Le nœud du fil est coupé
assez ras puis enfoui dans l'incision postérieure. Un fil
de suture au crin sur cette incision inférieure termine
l'opération.

Les suites opératoires ont été parfaites. Le malade est
constipé à l'aide de pilules d'opium, pendant cinq
jours. Le sixième jour après l'intervention, on donne
quinze grammes d'huile de ricin puis un lavement
avec de l'eau bouillie tiède. L'opéré va abondamment

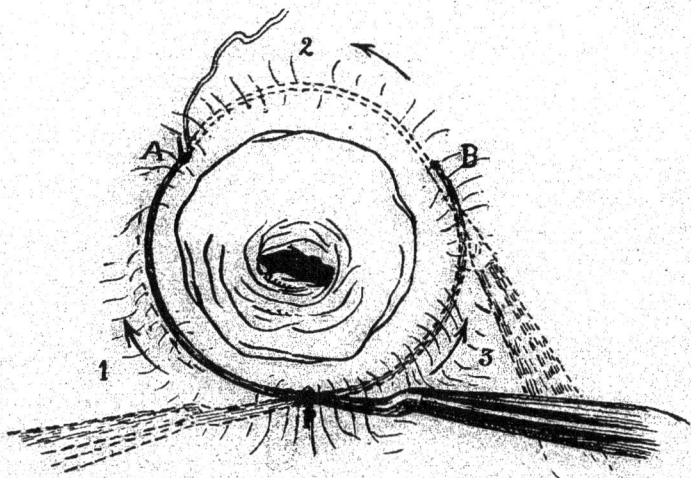

Fig. 1

Procédé de M. le Professeur Damurin.

à la selle. Les jours suivants, le malade se présente à la garde-robe après avoir pris un petit lavement, la défécation s'exécute normalement. Le prolapsus ne se reproduit pas.

Vers le 15 décembre, les douleurs fulgurantes éprouvées par l'opéré augmentent d'intensité, et M. P..., très préoccupé et très nerveux, se demande si l'augmentation de ces douleurs ne doit pas être attribuée à l'influence de l'anneau métallique placé dans son sphincter-anal. Il nous demande avec instance de vouloir bien retirer ce fil.

Le 21 décembre 1912, à l'anesthésie locale je pratique une deuxième intervention pour retirer le fil ; ce fil est profondément enfoui dans le sphincter et l'extraction est difficile ; il est coupé en P, puis en A. Pour le libérer, les ciseaux sont obligés de couper un tissu fibreux très épais dans lequel le fil enfoui est adhérent. Chaque moitié du fil est extraite successivement et deux points de suture en P et en A terminent cette deuxième intervention. L'anneau est donc resté en place 42 jours.

Depuis cette deuxième opération, le malade a continué à aller à la selle tous les jours et le prolapsus ne s'est pas reproduit.

Cette observation est intéressante à bien des points de vue. Elle nous montre avec quelle facilité l'opération de Thiersh peut être exécutée avec l'anesthésie locale. Elle nous apprend de plus qu'il se forme la plupart du temps autour du fil un anneau fibreux extrêmement dur véritable manchon dans lequel le fil métallique est bientôt enfoui. Après ablation du fil, c'est la persistance de cet anneau fibreux qui maintient la tonicité du sphincter et empêche la récidive du prolapsus.

Elle est intéressante aussi parce qu'elle nous explique la technique de certains chirurgiens. Le mode opératoire exposé dans cette opération, est un peu différent de celui proposé par Ombredane dans sa *Technique chirurgicale infantile*. Voici comment il recommande d'opérer : « Les téguments de la région périnéale sont badigeonnés au chloroforme iodé. Le rectum prolabé a été soigneusement essuyé et enveloppé d'une compresse. L'anesthésie générale est nécessaire et doit être complète. L'enfant tenu par les deux jambes a le siège appuyé sur le bord d'un coussin de sable.

Intervention. — A un demi-centimètre de la ligne d'union cutanéo-muqueuse et en arrière de l'anus, la forte aiguille pique au point A, chemine sous la peau et vient ressortir en B, après avoir parcouru un tiers de la circonférence.

Le fil d'argent est engagé dans son chas et l'aiguille est retirée, puis l'aiguille pique en C et chemine pour venir sortir *exactement* au point B. On passe le chef du fil d'argent dans le chas et l'aiguille l'entraîne. Il en résulte la formation en B d'une anse de fil d'argent qu'il faut faire pénétrer dans la profondeur avec précaution, pour éviter de trop agrandir cet orifice qui

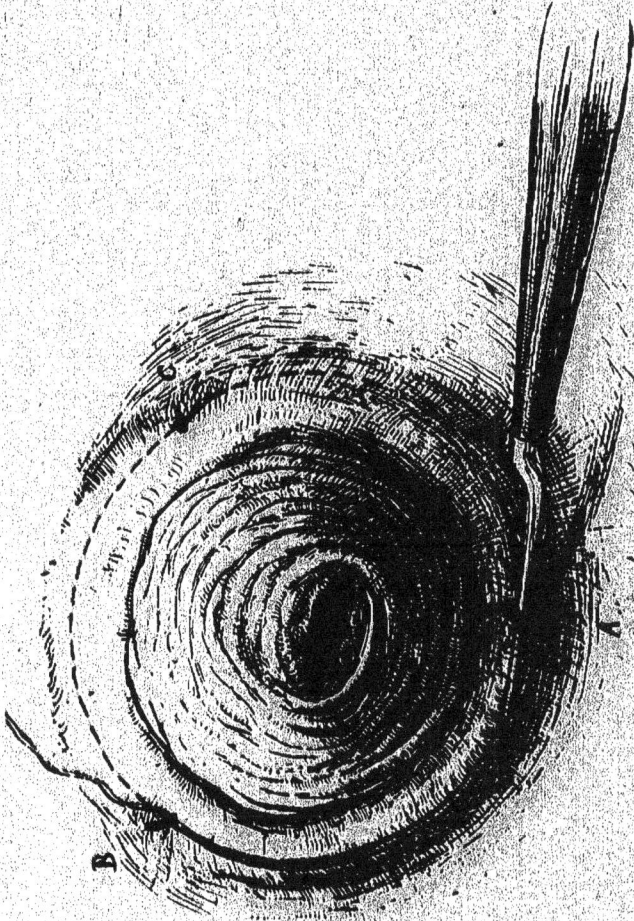

FIG. 2

doit rester punctiforme. Enfin, l'aiguille pénètre à
nouveau en A, vient ressortir *exactement* en C, y
reprend l'extrémité du fil d'argent qu'elle ramène en
A. Le fil circonférentiel est disposé.

Alors, l'enfant dormant bien, l'aide réduit le rectum
et engage dans l'anus l'extrémité de son petit doigt.
L'opérateur serre les chefs croisés du fil d'argent,
jusqu'à ce que le doigt de son aide puisse tout juste
se dégager. Il tord les fils cinq ou six fois, coupe la
portion tordue à six millimètres de longueur. Alors,
avec une pince, il coude cette portion doublée et tordue du fil d'argent, de manière à l'engager, la pointe
la première, dans le tissus cellulaire rétro-rectal :
il l'enfonce de manière à ce qu'elle disparaisse complètement. Si l'orifice A est resté très petit, il est inu-
tile de s'en occuper. Si les manœuvres l'ont trop
agrandi, on place sur lui un point de fil très fin.

Pansement. — On applique une goutte de chloroforme iodé sur chacune des trois piqûres et on panse
à plat. Les compresses sont renouvelées aussi souvent
qu'il est nécessaire.

Qu'on emploie le procédé préconisé par le professeur Dambrin ou celui d'Ombredane, on arrive toujours au même résultat, le plus souvent excellent
comme on va en juger par les observations suivantes.

Il y a longtemps, et on le comprend sans peine, que
le professeur Jeannel a employé le procédé de
Thiersch. Il dit lui-même pour prouver son éclectisme
qu'il y a des cas où le traitement médical est impuis-

sant, bien qu'en améliorant la rectite. « Ce sont ceux
où le sphincter et les releveurs sont définitivement
détruits ou trop profondément atteints ; ce sont ceux,
encore, où les moyens de fixité du rectum pelvien et
sus-pelvien, sont trop distendus et trop allongés pour
pouvoir reprendre leur tonicité physiologique, et il
donne l'exemple suivant :

OBSERVATION II

(M. JEANNEL)

Le 24 janvier 1904, je suis appelé d'urgence dans
mon service à l'Hôpital, pour y opérer un gros prolapsus rectal sphacélé, dit la lettre qui m'appelle, dont est
atteint depuis 8 jours environ un garçon de un an. J'arrive et je trouve en effet un prolapsus de 10 centimètres, gros comme un fort poing, du deuxième sinon du
troisième degré. La tumeur est turgide, tendue, viola-
cée, mais non sphacélée ; elle est réductible mais absolument incoercible. le sphincter est complètement
atone, distendu ; trois ou quatre doigts y pénètrent en
cône sans résistance. L'enfant a une diarrhée profuse.
Que faire ? Vu l'atonie complète du sphincter et l'in-
coercibilité qui en résulte ; vu aussi le volume et l'étendue du prolapsus qui va sans cesse progressant et que
menace le sphacèle, il est certain que le traitement médical dont l'action serait trop lente, n'a guère de chan-
ce, à lui tout seul, de procurer la guérison. Aussi, dans

ces conditions, j'estime que la chirurgie, a, même chez un enfant de un an, un rôle à jouer, celui de rendre coersible le prolapsus, et par là de rendre efficace le traitement médical de l'entérite rectale, et je trouve là une indication très précise du procédé préconisé par Thiersch : la ligature de l'anus.

Donc, sous le chloroforme, je réduis le prolapsus et le maintiens réduit au moyen d'un doigt ganté, pendant que je circonscris l'anus par une ligature circulaire extra sphinctérienne avec un gros fil de soie que je noue du côté du périnée, en le serrant sur mon doigt maintenu dans le canal anal.

L'enfant se réveille ; le prolapsus est bien maintenu. Un traitement local de la rectite par des lavages et un traitement diététique rigoureux sont institués. L'entérite diminue, puis cesse ; les garde-robes deviennent normales. Au bout de dix jours le fil de soie est enlevé. Le sphincter a repris sa tonicité, le prolapsus est guéri.

Voici une autre observation de M. Jeannel qui prouve bien qu'une opération de Thiersch peut échouer si elle est contrindiquée ou du moins si on ne supprime pas *la cause du prolapsus*, en l'espèce, la rectite.

OBSERVATION III
(M. JEANNEL)

Un homme de 40 ans, serrurier, entre dans mon service à l'Hôpital de Toulouse, salle Saint-Maurice, n° 3, le 3 omai 1906, porteur d'un prolapsus rectal du premier degré.

C'est pour moi une vieille connaissance. Le 20 novembre 1903, il était déjà venu une première fois dans mon service atteint de grosses hémorroïdes que je lui enlevais en totalité le 28 du même mois. Il sortit guéri le 8 janvier 1904. Mais sa plaie avait supuré ; il risquait d'avoir un rétrécissement cicatriciel de l'anus, et je lui recommandai de venir deux ou trois fois par semaine se faire calibrer par le passage de grosses bougies rectales de Hégar.

Il ne vint pas et quitta Toulouse. Le rétrécissement prévu ne manqua pas de se produire, et l'obligea à rentrer le 3 avril 1904 à l'Hôpital de Nevers où ses pérégrinations l'avaient conduit, et où on le dilata.

En décembre 1904, le rétrécissement ayant récidivé il entra à l'hôpital d'Orléans, où dit-il, on lui fit deux incisions sur le sphincter. Au rétrécissement et à la rétention qui s'ensuivait succéda alors de l'incontinence d'abord puis de la diarrhée (rectite) et enfin un prolapsus qui amena le malade à l'Hôtel-Dieu de Marseille, entre les mains de M. le Professeur Imbert, qui me fit écrire le 29 février 1906 par son chef de clinique M. H. Pons, pour me demander des renseignements. Eclairé par ma réponse, M. le Professeur Imbert, au dire du malade, pratiqua sans traitement préalable de la rectite, la ligature de l'anus avec un fil d'argent, par le procédé de Thiersch. Mais pour une raison que je ne saurais préciser, le fil d'argent dût être retiré au bout de peu de temps. L'opération échoua ; le prolapsus et l'incontinence récidivèrent.

Une nouvelle intervention fut paraît-il tentée, le malade ne peut pas dire laquelle. Elle échoua comme la première. Le patient sortit de l'Hôtel-Dieu de Marseille, vint à Toulouse et rentra dans mon service le 30 mai 1906.

Il était comme je l'ai dit, porteur d'un prolapsus du premier degré, mesurant 5 à 6 centimètres au maxima et ayant le volume moyen d'une petite orange. Prolapsus réductible, mais incoercible. Le sphincter était relâché, mais atone ; lorsque l'on invitait le malade à le contracter sur le doigt introduit dans l'anus dilaté, le doigt n'était nullement serré et n'avait la sensation d'aucune contraction, d'aucun effort. L'incontinence était complète, il y avait une diarrhée muqueuse fréquente, une rectite évidente.

J'instituai alors, suivant mon habitude, le traitement de la rectite : repos au lit, régime sévère, lavage du rectum. En même temps, je priai mon Collègue, M. le Professeur Marie de vouloir bien essayer de régénérer par l'électrisation, le sphincter et les releveurs ; ce traitement fut suivi pendant un mois et demi. Il aboutit à la réduction à peu près complète du prolapsus par guérison de la rectite. Les selles étant devenues moulées et régulières ; mais il ne parvint pas à régénérer le sphincter. L'incontinence persistait et le prolapsus réapparaissait dans la station debout. Donc, demi-guérison et certitude de récidive lorsque le malade reprendrait la vie commune.

C'est alors que je fis appel à la chirurgie pour parfaire le résultat obtenu en remplaçant le sphincter défectueux par un gros fil d'argent passé suivant le procédé de Thiersch autour de l'anus, en dehors du sphinter ou de ce qui en reste et serré sur le doigt indicateur introduit dans l'anus. Le fil définitivement perdu, fut parfaitement toléré.

La guérison du prolapsus et de l'incontinence et de la rectite persistait trois mois après l'opération, jour où l'opéré quitte définitivement le servcie, dans lequel il restait comme infirmier, après avoir été traité comme malade.

Lenormant lui aussi, s'est particulièrement occupé du procédé de Thiersch et a fait paraître une « Note sur onze cas du prolapsus du rectum traités chirurgicalement ».

Chez mes onze malades, dit-il, j'ai pratiqué quinze opérations (quatre ont été opérés deux fois) à savoir : sept colopexies, quatre opérations de Thiersch (cerclage de l'anus) ; deux résections du prolapsus à la Miculicz, et une opération de Delorme (résection de la muqueuse ano-rectale) combinée à la myorraphie des releveurs de l'anus. Dans quatre cas la colopexie a été combinée à l'opération de Thiersch faite dans la même séance pour obvier à la béance de l'anus.

Les résultats immédiats de ces opérations, ont tous été excellents, bien que l'un de ces malades se soit

levé le lendemain et ail été à la selle le troisième jour;
sauf un cas de supuration supercielle de la plaie pa-
riétale, la réunion par première intention a toujours
été obtenue. Aucun de mes malades n'a présenté
d'éventration. Chez tous, la fonction intestinale s'ef-
fectuait normalement.

En ce qui concerne les résultats éloignés et les faits
thérapeutiques de l'opération, quatre cas seulement
peuvent entrer en ligne de compte. Des trois autres
malades, l'un a été perdu de vue aussitôt après sa
sortie de l'Hôpital, les deux autres n'ont été suivis
que pendant cinq mois : à cette date, ils restaient sans
récidive. Le cas le plus intéressant, est celui d'un
malade qui avait subi antérieurement, toute une série
d'opérations, cautérisations, recto-pexie, périnéorraphie, qui n'avaient donné aucun résultat. Il resta
guéri six ans et onze mois après une colopexie combinée au cerclage de l'anus ; là encore il persiste
un léger degré de prolapsus muqueux pour lequel
j'ai pratiqué l'année dernière une seconde opération
de Thiersch. Ces résultats favorables suivis à longue
échéance me semblent dignes d'être signalés ».

Voici l'opinion de Lenormant sur l'opération de
Thiersch

« En dehors des quatre cas cités plus haut, dit-il,
où j'ai combiné le cerclage de l'anus avec la colopexie, j'ai pratiqué cinq fois cette opération seule
sur quatre malades : dans un cas pour obvier à un
prolapsus muqueux persistant après colopexie dans

les trois autres cas, parce que l'état de cachexie du malade contrindiquait toute intervention plus sérieuse.

Le cerclage de l'anus est d'une simplicité et d'une bénignité parfaites et peut être exécuté sous anesthésie locale. C'est là son principal avantage. Le fil d'argent ou de bronze est en général bien toléré : sur les neuf cas où j'ai exécuté cette opération, je n'ai vu qu'une seule élimination. Mais il s'agissait d'une aliénée, chez laquelle il fut impossible de maintenir aucun pansement, et qui fourrageait perpétuellement dans son rectum ; le fil coupa la muqueuse et vint faire saillie dans la lumière de l'intestin ; il fut enlevé et quelques jours plus tard, quand la rectite eut disparu, je pus en placer un nouveau qui, cette fois, fut parfaitement toléré.

Le rétrécissement de l'orifice anal produit par le cerclage, ne gêne pas sensiblement les fonctions du rectum. Dans un cas cependant, chez une femme habituellement constipée, les évacuations ne furent obtenues qu'à force de lavements et de purgations, et des matières dures restèrent accumulées dans l'ampoule ; il fallut au bout de quelques semaines, faire une véritable vidange du rectum au doigt et à la curette. Je n'ai observé pareil incident dans aucun autre cas. Ce fait montre néanmoins, qu'il faut veiller pendant les premiers jours après l'opération, à la régularité des fonctions intestinales, et assurer par quelques laxatifs le passage facile des matières ».

Si les résultats immédiats du cerclage sont bons, « je ne crois pas, dit Lenormant, qu'il faille beaucoup compter sur la valeur thérapeutique de cette opération, et je suis loin de partager la confiance de ses promoteurs allemands. Elle n'est à mon avis qu'un moyen palliatif, capable de rendre des services dans certains cas mauvais, où l'on ne peut tenter autre chose. Personnellement, je ne puis parler de résultats éloignés, puisque les trois malades chez lesquels j'ai fait le seul cerclage pour des prolapsus complets, ont tous été perdus de vue. Mais j'ai observé deux fois un accident tardif, qui me semble de nature à diminuer encore la valeur curative que l'on peut attribuer à l'opération de Thiersch. Cet accident, qui n'a pas encore été signalé à ma connaissance, est la rupture spontanée du fil métallique.

Chez deux malades que je réexaminai, l'une cinq ans, l'autre dix-neuf mois après leur opération, j'ai été très surpris de ne plus sentir par le toucher le fil péri-anal, il avait complètement disparu ; j'ai fait radiographier l'un de ces malades, et j'ai pu constater que le fil d'argent s'était divisé en trois fragments qui s'étaient séparés et demeuraient enfouis dans la profondeur des parties molles. »

Et voici les observations (1) :

(1) Les observations IV, V, VI, VII, VIII, IX ont paru sur une « Note sur onze cas de prolapsus du Rectum, traités chirurgicalement (LENORMANT) ».

OBSERVATION IV

(LENORMAN?)

Prolapsus récidive après rectopexie et perineorraphie ; Colopexie et opération de Thiersch ; Guérison se maintenant après six ans et onze mois ; Léger prolapsus muqueux ; Nouvelle opération de Thiersch.

Femme de 38 ans. Prolapsus total datant de l'enfance, long actuellement de 10 à 12 centimètres ; incontinence pour les matières liquides. Cautérisation en 1899 et en 1901 : insuccès. Rectopexie par G. Marchand en mai 1902, récidive au bout d'un an. Périnéorraphie par M. Potherat : insuccès. Colopexie et opération de Thiersch le 2 garvil 1905 : dissociation des muscles petit oblique et transverse ; fixation du côlon à la paroi abdominale postérieure dans la région du psoas. Suite normale sauf une forte constipation qui oblige à pratiquer au bout d'un mois une véritable vidange de l'ampoule rectale, au doigt et à la curette. Sort guérie le 1er juin.

La guérison s'est maintenue parfaite jusqu'à l'automne 1909 vers cette époque, la malade remarque que la muqueuse recommence à faire une légère saillie au moment de la défécation. En janvier 1910, on constate que l'anus est de nouveau béant, on ne sent plus par le toucher le fil d'argent placé lors de la première opération. Dans les efforts, la muqueuse fait un léger bourrelet péri-anal. Nouvelle opération de Thiersch le

3o janvier 1910 ; le fil (bronze d'aluminium) est serré sur l'index. Suite régulière ; la malade sort guérie le 3o janvier. J'ai revu cette malade en parfait état et sans récidive, en mars 1912.

OBSERVATION V

(LENORMANT)

Prolapsus rectal récidive après résection ; Colopexie et opération de Thiersch, guérison se maintenant après cinq mois.

Fille de 19 ans, épileptique. Prolapsus total datant de plusieurs années, actuellement gros comme une tête de fœtus ; anus complètement effondré, laissant pénétrer le poing ; incontinence fécale. Opérée à plusieurs reprises en 1902 et 1903 par M. Picqué qui lui a fait en particulier une résection à la Mikulicz, récidive rapide. Colopexie et opération de Thiersch le 26 février 1906 ; fixation du colon à la paroi abdominale postérieure, au niveau de la partie supérieure et externe de la fosse iliaque interne. Suite régulière ; la malade sort guérie le 17 mars.

Le médecin de l'asile où elle a été envoyée, écrit à la fin de juillet (cinq mois après l'opération) que le résultat s'est maintenu et qu'il n'y a pas de récidive.

OBSERVATION VI

(Lenormant)

Prolapsus rectal ; Opération de Thiersch ; Guérison opératoire

Femme de 5o ans, entrée dans le service de M. Picque, à l'asile Sainte-Anne. C'est une paralytique générale, complètement démente et gâteuse ; son état est
mauvais, elle a des escarres. Le médecin de l'asile dont
elle provient estime que toute opération importante serait dangereuse. Prolapsus rectal total, gros comme le
poing, sortant et rentrant très aisément ; l'anus perméable à trois doigts, mais le sphincter a conservé une
tonicité et une contractivité très appréciables .

Opération de Thiersch le 24 mai 1907 (anesthésie au
chloroforme) : le fil d'argent est serré sur l'index introduit dans l'anus, et l'on enfouit le tortillon sous
un point de suture cutanée.

Suite bonne. La malade quitte le service le 4 juin.
Pendant toute la durée de son séjour à l'Hôpital, on n'a
pas constaté de récidive du prolapsus. Perdue de vue
après sa sortie.

OBSERVATION VII

(Lenormant)

Prolapsus total ; Colopexie et opération de Thiersch ;
Guérison opératoire.

Femme de 52 ans, entrée à la fin de novembre 1907
dans le service de M. Picqué à l'Hôpilta Bichat. La ma-

lade a eu 8 enfants et a souffert antérieurement d'hémorroïdes. Le prolapsus aurait débuté il y a un an environ, à la suite de diarrhée. Actuellement le rectum sort dès que la malade est debout et sans qu'elle fasse aucun effort ; le prolapsus a le volume du poing. La malade le réduit très aisément avec la main, mais non pas spontanément : l'anus est béant, perméable à quatre doigts le sphincter semble avoir disparu et l'on ne sent plus rien de résistant entre la peau et la muqueuse ; incontinence complète : le périnée insuffisant bombe au moindre effort, la vulve est béante et il y a une rectocèle accentuée. Malade amaigrie, pâle, en assez médiocre état. Colopexie le 4 décembre 1907.

Opération de Thiersch. Au moment où la malade est mise en position de la taille elle pousse fortement : la muqueuse exubérante fait à travers l'anus dilaté, une saillie de deux ou trois travers de doigts, mais il n'y a plus de prolapsus véritable. Cerclage de l'anus au moyen d'u nfil de bronze serré sur deux doigts.

Suites opératoires régulières. La malade est constipée jusqu'au huitième jour. Ablation des fils le 15 décembre. La malade sort le 26. Perdue de vue après sa sortie.

OBSERVATION VIII
(LENORMANT)

Prolapsus total ; Opération de Thiersch ; Elimination du fil métallique ; Nouvelle opération de Thiersch ; Guérison opératoire.

Femme de 58 ans, entrée en mars 1908 dans le service de M. Picque à l'asile Sainte-Anne. Aliénée venant

de l'asile de Villejuif où elle est internée depuis deux
ans. Agitation et délire continuels, poussées fébriles
fréquentes, état cachectique ; la malade paraît incapa-
ble de supporter une opération sérieuse. Prolapsus du
volume d'un gros poing sortant à chaque défécation, à
chaque miction, à chaque effort. Anus béant, laissant
pénétrer le poing ; incontinence complète, quelques
hémorroïdes externes.

Première opération de Thiersch le 17 mars 1908
(anesthésie au chloroforme) cerclage de l'anus au
moyen d'un fil de bronze qui est serré sur l'index ; la
petite incision cutanée nécessitée par le placement de
ce fil, est fermée par deux crins de Florence. Malgré le
rétrécissement considérable de l'orifice anal, un bourrelet muqueux fait encore saillie quand la malade pousse.
Après cette intervention, le prolapsus ne se reproduit
pas ; l'opérée va à la selle tous les jours, grâce à des
laxatifs, mais l'anus est le siège d'un écoulement puru-
lent, et en pratiquant le toucher une quinzaine de
jours plus tard, on constate que le fil de bronze a coupé
la muqueuse dans la demi-conférence postérieure du
canal anal, et qu'il est à nu dans sa lumière. Ablation
du fil 5 avril : la rectite est guérie en quelques jours,
mais le prolapsus reparaît.

Deuxième opération de Thiersch le 5 mai (Anesthésie au chloroforme) même technique que précédemment.

Cette fois le fil de bronze est bien toléré et la malade

sort guérie sans récidive de son prolapsus le 20 mai.
Perdue de vue après sa sortie.

OBSERVATION IX

(Lenormant)

Prolapsus total ; Colopexie et Opération de Thiersch ; Récidive ;
Nouvelle opération de Thiersch ; Guérison opératoire.

Homme de 29 ans, charretier, entré en avril 1910 à
l'Hôpital de Lariboisière, dans le service de M. Picqué.
Prolapsus datant de l'âge de 3 ans et s'étant aggravé
progressivement. Au début la réduction est facilement
obtenue par une simple contraction des muscles du périnée ; actuellement le rectum sort au moindre effort
et ne peut être réintégré que manuellement. Énorme
prolapsus du volume d'une tête d'enfant : retourne-
ment complet du rectum sans sillon circonférentiel à la
base ; grosse hédrocèle à la partie antérieure du prolapsus. La muqueuse rectale est saine, sans ulcération,
sans hémorroïdes. Anus béant, perméable à 4 ou 5
doigts, contractivité sphinctérienne à peu près complètement abolie, incontinence pour les matières liquides.

Sujet maigre, vigoureux et musclé. Rétrécissement
mitral, pour lequel le malade a été réformé. Colopexie
le 30 avril 1910.

Opération de Thiersch. — Le malade est mis en position de la taille, l'anus béant laisse encore voir la mu-

queuse faisant un bourrelet saillant de un ou deux centimètres. Cerclage de l'anus par un fort fil d'argent qui
est serré sur deux doigts.

Suites opératoires troublées par une congestion pulmonaire grave survenue dans les premiers jours, et par
une rétention d'urine apparue sans cause appréciable le
sixième et le septième jour.

Ablation des fils le 9 mai. Réunion par première
intention. Le malade sort guéri le 25 mai.

Malheureusement dès le deuxième ou troisième mois
après l'opération, la récidive commençait à se produire
et s'accentuait progressivement. Revu le 17 novembre
1911 avec une récidive complète : le prolapsus au moins
aussi gros qu'avant l'intervention, sort à chaque défécation, à chaque effort de toux, souvent même pendant la marche ; l'incontinence est complète, l'anus
béant et effondré. En même temps, l'état général est
devenu très médiocre, le malade a maigri, tousse, a de
la fièvre ; outre son rétrécissement mitral, on constate
une tuberculose pulmonaire au deuxième degré. Dans
ces conditions, toute intervention sérieuse paraît contrindiquée et l'on se contente de faire, à titre palliatif, un
nouveau cerclage de l'anus. En effet, en pratiquant le
toucher, on n'avait plus retrouvé trace du fil métallique placé lors de la première opération, et une radio-
graphie avait montré que ce fil s'était divisé en trois
fragments séparés et inclus dans l'épaisseur du tissu.

Nouvelle opération de Thiersch le 9 décembre 1911
(Anesthésie locale à la novocaïne-adrénaline): cerclage

de l'anus au moyen d'un fil de bronze serré sur deux
doigts, et dont le nœud est enfoui par un point de suture au crin de Florence.

Ce fil est bien toléré, les fonctions de l'anus s'effec-
tuent normalement, et le prolapsus ne s'est pas reproduit au moment où le malade quitte l'hôpital le 23 décembre.

L'opération de Thiersch est d'ailleurs entrée cou-
ramment dans la pratique chirurgicale. Voici une observation que nous venons de recueillir dans le service de M. le professeur Jeannel.

OBSERVATION X

(M. Jeannel) Inédite

Prolapsus du Rectum ; Opération de Thiersch ; Guérison opératoire.

Rien comme antécédents héréditaires ; comme antécédents personnels, maladie de l'enfance. Réglée à 13
ans, règles peu régulières ; à 10 ans, rhumatisme ar-
ticulaire (épaule et main gauche) pas de grossesses. La
malade s'est toujours plainte d'une grande faiblesse générale qui s'est accrue lors de la ménopause à 40 ans.

Il y a cinq ans que la malade s'aperçut un jour
qu'elle perdait ses matières et ressentait en même temps
une sensation de brûlure à l'anus. Son rectum était
sorti. A ce moment, elle perdait beaucoup de matières glaireuses. Elle n'en eut aucun soin jusqu'à son en-

trée à l'Hôpital. Augmentation des douleurs, irréductibilité du rectum.

La muqueuse rectale fait saillie par l'orifice anal sous la forme d'une petite masse de la grosseur d'une mandarine. Cette tumeur rouge suintante avec un orifice au milieu de son extrémité inférieure, est assez facilement réductible par la pression. Elle reste maintenue dans le décubitus dorsal mais sort de nouveau dès que la malade se lève.

Au toucher rectal le sphincter paraît atrophié, n'existant presque plus. L'état général est assez précaire, la malade est maigre, ses tissus sont relâchés. Intervention de Thiersch le 13 janvier 1909 par M. le Professeur Jeannel.

Les suites opératoires ont été excellentes ; on n'a pas constipé la malade, le prolapsus est resté maintenu constamment. Il ne s'est pas reproduit lors de la sortie de la malade le 15 mars 1909 deux mois et demi après l'opération. »

Déjà, en 1907, le docteur Delon, dans sa thèse inaugurale, rapportait les trois observations suivantes d'opérations de Thiersch pour le prolapsus du rectum.

OBSERVATION XI

(VOIVENEL, In thèse DELON)

Prolapsus du rectum réductible incoercible ; Opération de Thiersch ; Guérison opératoire.

Joseph C... chiffonnier, 47 ans, usé par la misère et l'alcoolisme, artérioscléreux, variqueux, répondant

mal sur ses antécédents ; privé d'idées très nettes et mé-
langeant son urine au vin qu'il boit. Sur son passé, il
ne sait dire qu'une chose, c'est qu'il a eu des hémorroïdes depuis l'âge de 20 ans et qu'il était d'une nature
très constipée.

Il y a quatre ans, il s'aperçut qu'à chaque défécation,
sa muqueuse rectale faisait saillie hors de l'anus. Ce
prolapsus s'exagéra à chaque défécation, et depuis trois
jours était incoercible.

A l'inspection, les parois abdominales sont flasques.
Hernie inguinale droite, varices aux membres infé-
rieurs, foie légèrement descendu, intestin ptosé. Le malade est un tousseur.

Le rectum prolabé se présente sous l'aspect d'une
tumeur grosse comme une orange, cône tronqué dont
le sommet est formé par l'orifice anal. Tumeur souple,
mole, barrée de plis transversaux et de sillons. La muqueuse rectale épaissie présente une hypertrophie mar-
quée de ses plis.

Elle est d'un rouge foncé, humectée de mucosités con-
crètes, ulcérées par endroits. La tumeur a une légère
odeur de sphacèle. L'orifice inférieur est rétréci et un
peu tiré en arrière par le méso-rectum descendu et étiré.

Entre l'anus normal et la tumeur précédente, on
trouve un sillon dans lequel le doigt pénètre, mais est
arrêté immédiatement. La peau avoisinante est érythé-
mateuse. La tumeur devient plus volumineuse quand
le malade tousse.

A la pression entre deux doigts, on a la sensation

de tissus nourris et épais. Après avoir réduit la tumeur, on sent par le toucher rectal l'ampoule du rectum plus large qu'à l'état normal.

Le 20 mai, intervention (Voivenel). Rachistovaïnisation. Réduction facile de la tumeur en commençant à réduire la partie centrale. On fait la méthode de Thiersch en remplaçant le fil d'argent par du catgut. Pansement ouaté. On constipe le malade pendant cinq jours.

Le 3o mai, le malade sort sur sa demande. Malgré qu'il soit au premier degré et qu'il défèque chaque jour, le prolapsus ne s'est pas reproduit.

OBSERVATION XII

(M. JEANNEL)

Prolapsus du rectum ; Opération de Thiersch ; Guérison opératoire

Joseph N..., 12 mois, entre à l'Hôtel-Dieu, service de M. le Professeur Jeannel. Présentant un prolapsus de 8 centimètres, avec rectite intense, secrétion muqueuse abondante. Le rectum prolabé difficilement réductible, menaçait de se sphacèler. M. le Professeur Jeannel appelé d'urgence ,fait anesthésier le petit malade et réussit à réduire le prolapsus sous chloroforme.

Pour éviter la réapparition du prolapsus, il fait une suture sous-cutanée en bourse de l'anus, suivant la technique de Thiersch, en remplaçant le fil d'argent

par une soie. Le prolapsus a été ainsi maintenu réduit
au bout de 7 jours la soie est enlevée. Deux jours après
l'intervention, le petit malade avait été envoyé au service des maladies des enfants, où on lui fit suivre le
traitement de la rectite.

Le 3 février, il était remporté dans sa famille, guéri
à la fois de sa rectite et de son prolapsus qui ne s'était
pas reproduit.

OBSERVATION XIII

(Delon)

Prolapsus du rectum ; Opération de Thiersch ; Guérison opératoire

B..., interné à Braqueville depuis 1894, est trouvé
porteur d'un prolapsus du rectum au mois de juin
1906. Il est impossible de savoir quand et comment
cela a débuté. M. le Professeur Bauby, chirurgien de
l'asile, est appelé et se trouve en présence d'un prolapsus du volume d'un poing. Il fait l'intervention de
Thiersch avec un fil d'argent. Le résultat est excellent
et le malade ne présente aucun trouble du côté de son
anus. Le prolapsus est très bien réduit et n'a aucune
tendance à reparaître, neuf mois après l'intervention.

CRITIQUE DE LA MÉTHODE DE THIERSCH

Il est temps de faire la critique de ce procédé. Les indications sont fréquentes. On fera l'opération de Thiersch lorsque, la rectite guérie, ou n'ayant pas encore apparu, le prolapsus a été supprimé soit, par une rectopexie (premier degré), soit par une colopexie (deuxième degré) et qu'il persistera une béance normale de l'anus avec insuffisance du plancher périnéal. On tentera aussi l'opération de Thiersch, mais sans beaucoup d'enthousiasme, lorsque le malade sera dans un état général précaire ne permettant pas une intervention plus grave.

Pratiquée dans ces cas, et faite aussi aseptiquement que possible, l'opération de Thiersch n'est nullement dangereuse et ne met aucunement la vie du malade en péril.

Elle est de plus assez simple à exécuter et suffisamment rapide pour être pratiquée soit à la suite d'une recto ou colopexie, soit dans une séance ultérieure à l'anesthésie locale (procédé de Reclus). Elle est ordinairement efficace et nous avons vu que nombreux sont les cas où une opération de Thiersch a définitivement terminé l'histoire d'un prolapsus. Elle guérit bien, non seulement parce qu'elle refait un sphincter artificiel dont le fonctionnement est très suffisant, mais enore parce que la présence du fil fait proliférer un tissu fibreux réparateur de l'insuffisance périnéo-anale. Ce tissus fibreux néoformé a été nettement constaté dans l'observation de M. Dambrin. Quant aux inconvénients, nous ne nous occuperons pas de ceux qui sont dûs à une faute opératoire ou à un contre sens dans le choix de l'opération. Ces ennuis ne sont pas imputables à la méthode.

Le plus grave de ces inconvénients vrai, c'est que le fil peut être mal toléré et donner lieu à des douleurs, à des suppurations, etc...

Il peut aussi se casser et on conçoit alors que le cerclage soit beaucoup moins efficace, surtout si le tissu fibreux environnant n'a pas eu le temps de s'organiser.

Mais ce sont là des inconvénients minimes à côté des avantages considérables de cette méthode.

CONCLUSIONS

Nous nous sommes peut-être un peu trop étendu sur l'étude du prolapsus du rectum, avant d'entreprendre l'exposé de la critique du procédé de Thiersch.

Malgré tout nous ne le regrettons pas, car la pathogénie de ce prolapsus éclaire d'un jour indispensable la question des indications de l'opération de Thiersch.

Celle-ci doit être, dans la plupart des cas, considérée comme une opération absolument indiquée, mais complémentaire.

Elle viendra assurer le résultat d'une rectopexie ou d'une colopexie, mais seulement au cas où il n'y aura plus de rectite.

Elle ne sera considérée comme unique traitement du prolapsus du rectum, que lorsque l'état du malade ne permettra pas, pour une cause quelconque, une intervention plus importante s'adressant à la cause elle-même de la maladie. Nous avons vu que l'opération de Thiersch, intervention non dangereuse et relativement simple, pouvant être pratiquée à l'aide de l'anesthésie locale, donnait des résultats vraiment merveilleux, la plupart du temps. Il faut savoir l'ap-

précier, et pour cela se souvenir de ce qu'était le traitement du prolapsus du rectum avant que Thiersch
ne fit connaître son procédé.

L'opération de Thiersch est donc une excellente
intervention dans le traitement du prolapsus du rectum. Mais notre enthousiasme pour ce procédé ne
doit pas nous faire oublier que c'est M. le professeur
Jeannel qui a vraiment créé le traitement raisonné du
prolapsus du rectum, en inventant la colopexie et en
démontrant le rôle pathogénique capital joué par la
rectite.

BIBLIOGRAPHIE

BENISSOVIE. — *La question du prolapsus rectal* (Zuzno ruskaja médicinskuja, N° 39, 1896).

BERGER. — Présentation à la Société de chirurgie, 24 février 1896.

A. BROCA. — *Du prolapsus du rectum chez l'enfant et de son traitement,* N° 108 et 168, février, mars 1897.

BERNEL. — Thèse de Bordeaux, 1901.

J. CABANIÉ. — *Contribution du traitement du prolapsus grave du rectum par la méthode colopexique* (Thèse de Toulouse, 1897).

CHARPY ET POIRIER. — *Anatomie humaine.*

L. CHAMAYOU. — *De la colopexie dans le traitement des prolapsus graves du rectum* (Thèse de Paris, 1890).

DELBET. — *Perinéorrhaphie par interposition* (Société de chirurgie, 19 novembre 1902).

DELON. — *Traitement du prolapsus du rectum par la méthode de Thiersch* (Thèse de Toulouse, 1907).

DELORME. — Présentation de malade (Société de chirurgie, 8 février 1882 et 2 juillet 1902).

DURET ET VALLIN. — *Anatomie pathologique d'un pro-*

lapsus du rectum (Journal des sciences médicales de Lille, octobre 1891).

J. A. GAUTHIER. — *Indications opératoires et traitement du prolapsus du rectum (Gazette des Hôpitaux, 2 mai 1891).*

HELMS. — *Cas de prolapsus rectal (Hospitalstituna, 1897, N° 24).*

JEANNEL. — *Leçons de clinique chirurgicale à l'Hôtel-Dieu de Toulouse* (Toulouse, Paris, 1897). — *Province Médicale, 8 juin 1907 (La pathogénie et le traitement du prolapsus du rectum). — Résultat d'une opération de colopexie pour prolapsus imaginé du rectum (Gazette hebd. de Méd. et chirurg., N° 21, 24 mai 1890). — Rapport de M. Verneuil à l'Académie de médecine, Paris, octobre, 1899).*

JACQUOT. — Thèse de Paris, 1900.

JOLY. — Thèse de Paris, 1902.

KAMMERER. — *Prolapsus du rectum (New-York Surg. Society, 27 octobre 1891).*

LARSONNEUR. — *De la méthode colopexique dans le traitement des prolapsus complets du rectum.* (Thèse de Paris, 1893).

LENORMANT. — *Causes et traitements du prolapsus de rectum* (Thèse de Paris, 1903).

— *Presse médicale (4 mai 1912, N° 37).*

— *De la colopexie (1912).*

— *Sur onze cas de prolapsus du rectum traités chirurgicalement (1912).*

LENORMANT. — *Myorraphie des releveurs de l'anus dans le traitement des prolapsus du rectum (Presse médicale, 4 février 1903, N° 10).*

LYOT. — Thèse de Paris, 1890.

GÉRARD-MARCHAND. — *Chirurgie du gros intestin et du rectum.*

OMBRÉDANNE. — *Chirurgie infantile.*

QUENU ET HARTMANN. — *Chirurgie du rectum* (Paris, 1895).

F. SOULIÉ. — *Contribution à l'étude du traitement du prolapsus du rectum* (Thèse de Paris, 1891).

SOULIER. — *Prolapsus du rectum chez l'enfant.*

THIERSCH. — *Communication au Congrès des médecins et naturalistes allemands à Halle* (1891).

VERNEUIL. — *Rapport à l'Académie de médecine sur un mémoire du Docteur Jeannel, de Toulouse, relatif à la colopexie, opération nouvelle pour la cure des prolapsus graves du rectum* (Octobre, 1889).

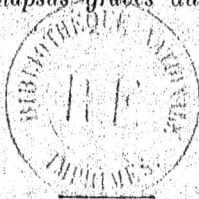

Toulouse. — Ch. DIRION, libraire-éditeur, rue de Metz, 22

www.ingramcontent.com/pod-product-compliance
Lightning Source LLC
Chambersburg PA
CBHW030931220326
41521CB00039B/1866